Guía de la Doula para la Placenta

Jemmais Keval-Baxter
Ho'oponopono Doula™

Publicado por Matrilineal Ink

Matrilineal Ink

www.matrilineal.cl

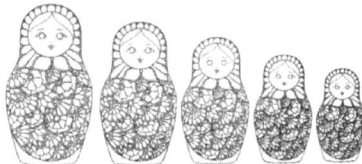

Publicado por: Matrilineal InkTM

www.matrilineal.cl

ISBN: 978-1-912749-11-9

Guía de la Doula para la Placenta

Jemmais Keval-Baxter
Ho'oponopono Doula™
Publicado por Matrilineal Ink

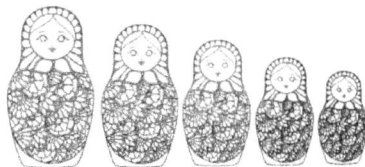

Matrilineal Ink

www.matrilineal.cl

Otros libros de esta serie incluyen:

Guía de la Doula para la Educación
Guía de la Doula para la Nutrición
Guía de la Doula para la Lactancia Materna
Guía de la Doula para la Menstruación

La Ho'oponopono Jemmais Keval-Baxter también ha escrito Nacimiento: Meditación en Ho'oponopono para el Embarazado y el Parto

Contents

Introducción

Antes de comenzar nuestros primeros pasos en el profundo y misterioso mundo del embarazo y la maternidad, rara vez tenemos la oportunidad de considerar la existencia de la placenta. La placenta nos acompaña durante todo el tiempo que estamos en el útero, es nuestra primera compañera, nuestra constante e incluso fiel amiga y protectora. Aún así, muchos de nosotros no sabemos lo que pasa con nuestra placenta y probablemente nunca lo hemos pensado.

El nacimiento es un rito de iniciación, un paso significativo a la maternidad, para cuya preparación nos tomamos bastante tiempo. Nos preparamos para el parto y para la llegada del recién nacido. No obstante, el nacimiento de la placenta, es una añadidura.

En esta breve guía, espero presentarle algunas de las maravillas de la placenta, que se familiarice con las formas en que ésta ayuda a nutrir y cuidar nuestro bebé no nato. Le presentaré creencias populares sobre cómo valorar la placenta e incluso indagar en las últimas tendencias de consumir la placenta en tinturas, cápsulas y batidos como un conocido método curativo.

¿Qué es la Placenta?

"La placenta es la primera madre para cada uno de nosotros. Ella nos alimenta y está ahí para nosotros, entregándonos todo lo que necesitamos para crecer. Es nuestra sustentadora y protectora, lo primero que nos ama en nuestro cuerpo, la primera experiencia de amor incondicional que recibimos. Cuando somos arrancados de esta fuente de amor de manera prematura, nos conduce a buscar amor fuera de nosotros mismos, de una manera condicional. Desafortunadamente, esto es lo que pasa con más del 99 por ciento de nosotros cuando cortan nuestro cordón umbilical prematuramente al nacer... de nuestra fuerza de vida y conexión espiritual, que aún está pulsando a través del cordón conectándonos a la placenta. Esta interrupción ocurre antes que la placenta haya traspasado sus cualidades nutritivas emocionales y su esencia de alma a nosotros. Esta separación repentina causa trauma y temor, y confirma la ignorancia de la conexión tan profunda entre la vida, el amor, la madre y el bebé."[1]

La placenta es tanto un órgano como una glándula, tiene múltiples funciones. Primero, la placenta es responsable de producir hormonas que estimulan el crecimiento del feto, proporciona estrógeno, progesterona, somatomamotropina y lactógeno placentario humano que ayuda a mantener el embarazo de la madre y la prepara para la lactancia después del parto.

Además de producir hormonas, la placenta también actúa como una barrera protectora entre la madre y el bebé, asegurando que el sistema circulatorio de cada uno se mantenga por separado. Esto es fundamental ya que protege al feto de muchas toxinas e infecciones bacterianas que pueden afectar a la madre.

Si existen anomalías en la sangre de la madre, la placenta actúa como una barrera protectora para el embrión. Sin embargo, existen algunas infecciones virales que pueden traspasarla. En algunos casos, la placenta incluso puede proteger al bebé de enfermedades graves como el VIH, que puede afectar a la madre, pero no al bebé. (La Organización Mundial de la Salud, recomienda que todas las mujeres positivas con VIH embarazas o lactantes, reciban, junto con sus bebés, las drogas antirretroviral (TAR Terapia AntirRetroviral) apropiada para evitar que la madre traspase el VIH al bebé).

La placenta, al igual que el feto, se forma de la unión del espermatozoide y el óvulo, creciendo a la par con el bebé y se implanta en la pared uterina de la madre. Las culturas de Indonesia consideran a la placenta como el hermano espiritual del bebé y se preocupan de honrarla después del parto. Ellos creen que el espíritu del niño debe reunirse con su hermano gemelo o su hermano mayor (placenta) antes de viajar a la otra vida, o cuando deambula en la tierra como un fantasma en busca de su nutritiva compañía.

"En muchas tradiciones sagradas, la placenta se considera nuestro hermano gemelo espiritual, nuestro doble... un segundo hijo, el doble del bebé, donde la placenta tiene su propia alma que vive dentro del cordón umbilical. Los faraones del antiguo Egipto creían que un alma habitaba dentro del cuerpo y otra en la placenta, otorgándole el respeto y honor como su guardiana y como su gemela de nacimiento; una parte muy valiosa de ellos mismos, no separada o inútil. Siento que mi placenta es mi propia conexión al amor del universo y una conexión divina a los demás seres humanos. Es mi primera conexión al amor incondicional universal...En Camboya la placenta es conocida como "el mundo del origen de las almas" y para los maoríes, es la whenua (la tierra) que alimenta a las personas...Madre, hijo, y tierra están íntimamente interconectados, cada uno nutriendo y sustentando al otro."[1]

"Algunos indios americanos secaban el cordón umbilical, luego lo enhebraban con cuentas, el bebé lo usaba como un talismán y se les estimulaba a que lo masticaran cuando comenzaba la dentición ... ... En partes de Malasia y África, la placenta se considera un hermano mayor o menor del bebé. Se envuelve y se entierra ceremonialmente, creyendo que los dos se reunirán después de la muerte". [2]

La placenta es muy nutritiva. Está unida al niño(a) a través del cordón umbilical y proporciona todo el oxígeno, los nutrientes y el líquido que necesita un bebé, así como también elimina de todos los productos de desecho. La unión del cordón umbilical a la placenta, visto desde la perspectiva del bebé, se asemeja a un afluente de un río o a la ramificación de un árbol y se ha descrito como el árbol de la vida original.

Después de las primeras 10 semanas de gestación, la placenta es completamente funcional y su poderosa protección es la razón por la cual la mayoría de los embarazos se consideran menos vulnerables después del primer trimestre.

Los gemelos idénticos comparten una sola placenta, que crece a partir de las mismas células originales que ellos. Sin embargo, los gemelos fraternos (es decir, gemelos no idénticos formados a partir de dos óvulos fecundados por separados) tienen cada uno su propia placenta.

Placenta Previa y Placenta Accreta (Adherida)

El lugar de adherencia de la placenta al útero de la madre es vital para garantizar la seguridad del embarazo. Si la placenta se implanta demasiado abajo en el útero, entonces podría causar un problema, cubriendo total o parcialmente la abertura del útero por donde el niño nacería naturalmente, esto es Placenta Previa y con frecuencia se cita como causa de una cesárea planificada.

Incluso si la placenta no está tan baja como para causar una barrera de parto vaginal, si no se implanta en la posición óptima, puede aumentar el riesgo de hemorragia en la madre durante o después del parto. Algunas mujeres han señalado la migración de la placenta a una posición más alta a través de un régimen dedicado de meditación, de afirmaciones positivas y posiciones invertidas de yoga, como soporte de hombros o vela. Esto acompañado de recomendaciones sobre nutrición adecuada y otras prácticas de purificación y limpieza emocional, física, mental y espiritual, que se aconsejan durante el embarazo. Incluso dormir con los pies de la cama elevados. Si espera evitar una cesárea, vale la pena intentar cualquier cosa, y la fe sincera puede hacer milagros.

Otra formación anormal de la placenta es cuando el crecimiento de la placenta se extiende hacia el tejido de la madre, a través de la pared uterina o más profunda. Esto es placenta accreta. Esta condición puede provocar complicaciones con riesgo de muerte, además de parto prematuro, retraso del crecimiento fetal, o parto de un feto muerto. También puede causar hemorragia, histerectomía e incluso la muerte de la madre. Las tasas de Placenta Accreta han aumentado significativamente en correlación a las tasas de cesárea y es más probable que una mujer que ha tenido una cesárea en embarazos anteriores esté en riesgo de desarrollar esta complicación grave. La abrupción placentaria (desprendimiento prematuro de placenta) es otro riesgo potencial que aumenta después de haber tenido una cesárea anteriormente.

La placenta Accreta puede requerir cirugía. Si en algún momento se plantea una histerectomía como un posible riesgo de su parto o embarazo, es aconsejable solicitar que los ovarios permanezcan intactos dentro del cuerpo de la madre después de la histerectomía, en lugar de extirparlos con el útero. Los ovarios pueden continuar produciendo hormonas femeninas para la madre durante el resto de su ciclo, incluso si ya no puede tener hijos. Si se extirpan los ovarios, es más probable que una mujer pueda requerir reemplazos de hormonas artificiales después de la cirugía. La extirpación de los ovarios es en esencia una menopausia extrema y abrupta.

En caso que exista la amenaza de que la placenta se separe antes del término del embarazo, *"las parteras afirman que la vitamina E adhiere la placenta nuevamente"*. [3]

Afortunadamente, estas afecciones son extremadamente raras, el riesgo de una implantación anormal de la placenta aumenta considerablemente con cada cesárea que se realiza en una mujer, esta es una de las muchas razones para evitar cesáreas electivas y médicamente innecesarias.

Ina May Gaskin menciona en su clásico libro de parto natural "Spiritual Midwifery" que algunos médicos estaban ahorrando tiempo al coser una sola capa del útero de la madre después de realizar una cesárea, en lugar de coser dos capas. Esta práctica ha aumentado dramáticamente el riesgo de ruptura uterina (que puede poner en grave peligro la vida de la madre) durante embarazos posteriores. Asegúrese de haber dado instrucciones por escrito que soliciten explícitamente sutura de doble capa en caso de que se realice una cesárea a usted o su esposa / pareja, y recuerde mencionarlo en el momento de la cirugía.

Nacimiento de la Placenta

Una vez que el niño nace, es necesario que la madre dé a luz la placenta. En muchos entornos controlados, como hospitales, es habitual que las enfermeras administren una inyección de oxitocina a medida que el bebé se recupera (posiblemente esta sería otra inyección de oxitocina si ya se ha utilizado para inducir o aumentar el trabajo de parto). Si tiene una vía intravenosa en su brazo, entonces le suministrarán la medicación por este medio. Asegúrese de estar atenta a cualquier persona que intente añadir nuevos medicamentos en este momento y cerciórese de dar a conocer sus requerimientos, especialmente si prefiere no recibir esta inyección sin la indicación de que es médicamente necesaria para su caso. Siempre vale la pena recordárselo al personal, ya que a menudo tienen que lidiar con tantos pacientes en un momento dado que no se puede esperar que recuerden las peticiones específicas de cada uno y a veces simplemente actúan por hábito.

La oxitocina hace que el útero se contraiga y expulse la placenta. Las contracciones uterinas inmediatamente después del nacimiento del bebé son muy importantes, no solo para expulsar la placenta y cualquier líquido adicional dentro del útero, sino también para evitar cualquier sangrado que puede provocar hemorragia. Cuando la placenta se adhiere a la madre, recibe un flujo sanguíneo constante de la circulación de la madre a través de una gran cantidad de vasos sanguíneos. Al desprenderse, la contracción de los músculos uterinos es la que sella estos vasos sanguíneos y previene el exceso de sangrado.

En circunstancias naturales, una mujer sana y bien alimentada segrega una explosión extra de oxitocina durante el parto, lo que estimula las contracciones uterinas de forma natural para que dé a luz su placenta media hora o una hora después del nacimiento del bebé, sin necesidad de intervenciones médicas adicionales.

Al igual que con el parto, la gravedad ayuda mucho al nacimiento de la placenta. Siempre que sea posible, y si la madre aún tiene fuerza, puede resultarle útil arrodillarse o ponerse de cuclillas, preferiblemente con apoyo de alguien más (puede sentirse un poco temblorosa después del esfuerzo de dar a luz al bebé), mientras ella o alguien de confianza, acuna al bebé cerca de su cuerpo, para evitar la tensión o el desgarro del cordón umbilical.

Asegúrese de esperar hasta que la madre sienta las contracciones en vez de tratar de expulsar la placenta sin la ayuda de su propio cuerpo. Poner al pecho al recién nacido para que succione, estimulará la segregación de oxitocina y causará contracciones uterinas que ayuden a expulsar la placenta.

40 Días

Incluso después de que nace la placenta, queda una gran cantidad de sangre extra, fluidos y otros materiales dentro del útero que serán eliminados lentamente durante un período aproximado de 40 días. Cada vez que la mujer amamanta a su hijo, su cuerpo secretará prolactina y oxitocina, lo que estimula las contracciones uterinas, expulsando este exceso de material y ayudando al útero a volver a su tamaño original. La lactancia durante las primeras semanas probablemente dará como resultado que la madre esté consciente de las contracciones uterinas, a pesar de que pueden ser incómodas, son signos muy saludables y positivos de la recuperación del cuerpo de la mujer después del embarazo.

La oxitocina que estimula las contracciones uterinas también proporciona un leve alivio del dolor y mejora el estado de ánimo, además de reforzar el vínculo amoroso entre la madre y el niño, que puede ayudar a contrarrestar cualquier incomodidad. Estas contracciones uterinas solo durarán el tiempo que sea necesario, los primeros 40 días aproximadamente (a menudo mucho menos) y, por lo tanto, son temporales, y no duran todo el periodo de lactancia de su hijo(a). Los guateros calientes (y otras formas de calor localizado suave) pueden ser muy calmantes para las molestias de las contracciones, que se parecen a los dolores menstruales. Si está amamantando, es mejor evitar tomar paracetamol o ibuprofeno, aunque hay una variedad de medicamentos naturales de aroma terapia, homeopatía y naturopatía que pueden ser seguros durante la lactancia. La nutrición juega un papel fundamental proporcionando al cuerpo todos los minerales y nutrientes que necesita para sanar y reparar de manera óptima.

La avena es una excelente fuente de apoyo nutricional saludable (macro biótico, vegano) durante el período posparto, e incluso durante la menstruación, y ofrece la ventaja adicional de ser un galactógeno, lo que significa que ayuda a promover y establecer un flujo abundante de leche materna. La avena se puede consumir como puré caliente u horneada en panes, tortas muffins y panqueques, así como en batidos, deshidratada en barras de cereal, espolvoreada, y convertida en leche de avena si quiere consumirla cruda. La avena integral tiene un contenido de nutrientes mucho mayor que la avena demasiado procesada, por lo que tenga la precaución de consumir avena integral para obtener los mayores beneficios.

Pinzamiento del Cordón

Cuando nace el bebé, aún está unido a la placenta a través de su cordón umbilical, y ha sido costumbre en los hospitales durante muchos años cortar el cordón de inmediato y sacar al niño de su madre para realizar los primeros exámenes. Cortar el cordón rápidamente se considera necesario en algunas circunstancias cuando se debe administrar resucitación artificial (aunque investigación limitada y evidencias anecdóticas sugieren que estas son las circunstancias en las que la sangre oxigenada extra recibida a través de la placenta puede evitar que el recién nacido sufra daño y angustia por asfixia).

Investigaciones recientes han demostrado las desventajas para el niño de cortar el cordón demasiado pronto, y muchos hospitales ahora están reconociendo las ventajas del pinzamiento retardado. La Organización Mundial de la Salud ahora recomienda demorar el pinzamiento del cordón siempre que sea médicamente posible. Algunos hospitales recomiendan esperar tres minutos después del nacimiento, aunque se reconoce que el pinzamiento retardado puede ocurrir en cualquier momento después de pasado un minuto del nacimiento del bebé. Para obtener todos los beneficios, es preferible demorar el pinzamiento hasta que el cordón umbilical deje de latir (lo que significa que la sangre ya no está circulando a través de él).

Mientras que el pulso (como un latido del corazón) a menudo termina después de los primeros tres minutos (donde el bebé se mantiene al nivel de la entrada de la vagina de la madre), el latido del cordón a menudo puede continuar hasta 10 minutos después del nacimiento. Se recomienda que el cordón umbilical se deje intacto y conectado al niño al menos hasta que haya terminado de latir. En la mayoría de las condiciones, un recién nacido podrá alcanzar el pecho de su madre mientras está unido a la placenta por el cordón umbilical, y por lo tanto, no es necesario cortarlo antes de que nazca la placenta. En algunos casos, el cordón umbilical es demasiado corto, y puede ser más importante para la madre amamantar a su hijo y estimular el nacimiento de la placenta tan pronto como sea posible, por lo que una vez que el cordón umbilical deja de latir, puede pinzarse y cortarse para permitir la movilidad del niño. La longitud del cordón umbilical puede variar entre 40 y 70 cm.

La longitud del cordón aumenta por la tensión que el feto produce mientras crece en el útero. Un cordón corto se asocia con un feto menos activo, que también puede coincidir con una malformación fetal, síndrome de Down, miopatías, neuropatías y oligohidramnios. Los cordones cortos pueden provocar ruptura o hemorragia.

Los cordones umbilicales muy largos también tienen sus propios riesgos, ya que puede enrollarse o atarse al cuello o las extremidades del bebé o incluso nacer antes que el bebé. Cuando un cordón umbilical nace antes que el bebé, (prolapso) puede comprimirse. Como el cordón suministra todo el oxígeno al feto, esta condición puede cortar su suministro de oxígeno. Un cordón umbilical prolapsado es uno de los mayores riesgos de nacimiento y partos múltiples y es una verdadera emergencia que justifica una cesárea inmediata para salvar la vida del niño por nacer.

El cordón nucal (donde el cordón umbilical se envuelve alrededor del cuello del bebé al nacer), es una condición muy común. "Aflojar el nudo y desenrollar las vueltas del cuello y del cuerpo es el primer paso del tratamiento. Es especialmente importante en estos casos que no se corte el cordón, para darle a la placenta la oportunidad de ayudar en la reanimación del bebé una vez que se restablece el flujo sanguíneo a través del cordón". [2]

La placenta es, durante su tiempo en el útero, un órgano externo del cuerpo del niño(a), y constantemente contiene alrededor de 1/3 de la sangre que fluye a través del bebé, esto significa que la sangre en la placenta y el cordón umbilical forman parte de su sistema sanguíneo. El pinzamiento retardado del cordón umbilical no aumenta la pérdida de sangre de la madre. Una vez que nace el bebé, el cordón umbilical continuará pulsando hasta que toda la sangre de la placenta se devuelva al cuerpo del niño. La sangre extra suministrada a través del cordón después del nacimiento se conoce como transfusión placentaria. Si el bebé no está respirando al nacer, permitir que el cordón continúe latiendo significa que el niño todavía recibirá oxígeno a través de él, reduciendo el riesgo de problemas relacionados con la falta de oxígeno.

Se ha observado que el pinzamiento retardado proporciona los siguientes beneficios para los niños(as): disminuye el riesgo de septicemia de aparición tardía y enterocolitis necrotizante, aumenta el volumen sanguíneo en el recién nacido y reduce la necesidad de transfusiones de sangre causadas por anemia o presión arterial baja. En los niños prematuros, reduce las tasas de hemorragia interventricular hasta en un 50%. También puede ser de particular beneficio para el neurodesarrollo de los bebés varones. El pinzamiento retardado también reduce la probabilidad de que un niño(a) tenga niveles bajos de ferritina (proteína que almacena hierro en las células sanguíneas) y los beneficios son a largo plazo según lo demuestran estudios realizados en niños(as) de hasta de 3 años, que indican una tasa reducida de anemia.

La leche materna contiene todos los nutrientes, vitaminas, minerales y calorías que requiere un bebé. Sin embargo, no proporciona hierro, por lo que los bebés nacen con reservas adicionales de este mineral para que les alcance hasta que comienzan a ingerir alimentos sólidos alrededor de los 4-6 meses de edad. La transfusión placentaria aumenta el nivel de hierro en el organismo reduciendo el riesgo de anemia. El pinzamiento retardado del cordón umbilical puede ser particularmente apropiado para los bebés que viven en entornos de bajos recursos con menos acceso a alimentos ricos en hierro y, por lo tanto, mayor riesgo de anemia. También vale la pena considerarlo para las madres que son veganas o vegetarianas.

En algunas circunstancias, los profesionales de la salud han experimentado con la técnica de ordeñar el cordón umbilical, lo que implicar apretar forzadamente el contenido del cordón umbilical hacia el bebé, a fin de acelerar la espera hasta que se corte el cordón. El ordeño del cordón no proporciona beneficios comprobables y no se recomienda ya que es innecesario y potencialmente dañino. La naturaleza sabe lo que hace, y hasta que no podamos demostrar que sabemos más que ella, no deberíamos interferir.

Ordeñar el cordón puede causar incomodidad, ya que la velocidad de absorción de los nutrientes por parte del bebé aumenta y puede evitar el flujo de nutrientes desde la placenta al cordón umbilical. Después del parto, cuando el cordón está pulsando, hay un intercambio de sangre entre el bebé y la placenta, y la sangre puede fluir en ambos sentidos. El bebé dará señales de cuando haya recibido la cantidad de sangre y oxígeno adecuada de la placenta, no puede y no debe ser forzado. La paciencia es una virtud.

... en estudios con monos, el pinzamiento del cordón produjo trastornos neurológicos, defectos de la memoria y de comportamiento. Estos problemas no se apreciaron en monos recién nacidos que liberaron sin interferencia con el cordón y la placenta".[4]

El pinzamiento retardado del cordón también puede ser posible para algunos partos por cesárea. Por lo tanto, si tiene un parto por cesárea programado, se aconseja considerar el pinzamiento tardío del cordón y otras prácticas delicadas como parte de su plan de parto. Aquellas que planifican un parto vaginal, pueden redactar un plan de parto por cesárea de respaldo, incluso si no tiene la intención de usarlo. Este plan de parto por cesárea de emergencia se puede discutir con su Doula, pero no necesariamente se debe mostrar al hospital o al personal médico a menos que sea necesario usarlo. Al tener un plan de respaldo de cesárea disponible en las notas puede persuadir al personal médico de que no tienen que esforzarse tanto para cumplir con sus deseos de parto vaginal.

"El bebé pequeño o prematuro es mucho más vulnerable a las consecuencias por el pinzamiento precoz del cordón que el bebé nacido de término y robusto... si cree que tendrá un parto prematuro, debe enfatizar a su médico sobre la importancia de permitir que el bebé reciba la sangre de su cordón umbilical. ... las unidades neonatales están llenas de recién nacidos débiles, que tuvieron pinzamiento precoz de cordón que muestran signos de pérdida de sangre severa, palidez, hipovolemia (bajo volumen sanguíneo) anemia (bajo recuento de células sanguíneas) hipotensión (presión arterial baja), hipotermia (frío), oliguria (producción de orina deficiente)) acidosis metabólica, hipoxia (bajo suministro de oxígeno) y dificultad respiratoria (shock pulmonar) hasta el punto de que algunos necesitan transfusiones de sangre y muchos más reciben expansores de volumen de sangre", George Malcolm Morley, doctorado en medicina, Licenciado en Cirugía, Miembro del Colegio de Obstetras y Ginecólogos de Estados Unidos, ¿cómo afecta el pinzamiento del cordón el cerebro bebé?... *Cuando se corta el cordón umbilical antes de que el bebé comience a respirar, el suministro de oxígeno placentario se interrumpe instantáneamente y el niño permanece asfixiado hasta que los pulmones comienzan a funcionar"*.[4]

"La energía que pulsa a través del cordón desde la placenta es la Madre Divina que nos nutre. No es completamente nuestra madre biológica ni es nuestra"[1]

Ictericia

La evidencia anecdótica sugiere que los niños que se han beneficiado del pinzamiento tardío del cordón umbilical pueden experimentar una mayor probabilidad de desarrollar ictericia temporal después del nacimiento, esto se debe a que el niño posee niveles elevados de sangre en su organismo. Muchos profesionales desconocen esta posible conexión, ya que el pinzamiento tardío es una práctica relativamente nueva y durante tanto tiempo los bebés fueron privados de la sangre umbilical y placentaria debido a las prácticas hospitalarias de pinzamiento temprano.

La ictericia por pinzamiento tardío es causada por una acumulación de exceso de bilirrubina que debe ser procesada por el hígado. La hidratación adecuada (mediante la lactancia a demanda) y la exposición a la luz solar generalmente son los únicos tratamientos necesarios, y la ictericia desaparecerá sola en el organismo en las primeras 2-3 semanas. Sin embargo, algunos niños(as) nacidos en invierno y aquellos con piel más oscura (más melatonina que protege la piel de la luz solar) pueden requerir una mayor exposición a la luz solar que aquellos con piel clara o aquellos nacidos en los meses de verano cuando están menos arropados y están naturalmente más expuestos a la luz natural.

Existen ciertos tipos de ictericia que pueden indicar afecciones potencialmente mortales, por lo que siempre es importante identificar su causa, y el personal médico controlará esta condición cuidadosamente si se presenta. Se puede recomendar realizar análisis de sangre al bebé para descartar definitivamente cualquier afección que sea con riesgo de muerte. Sin embargo, dado que la ictericia que resulta de la lactancia y la ictericia que ocurre en los recién nacidos que han recibido toda la sangre del cordón umbilical, son en ambos casos tratables con fototerapia; puede valer la pena solicitar que su hijo esté expuesto al foco especial de luz que disuelve más fácilmente la bilirrubina como primer paso, para ver si se producen resultados positivos, antes de someterlo a análisis de sangre.

Los recién nacidos son muy pequeños y tienen muy poco volumen de sangre. Como resultado, a menudo es necesario que el personal médico "apriete" la herida de un bebé para recolectar una muestra de sangre suficiente para un examen. Esto puede ser muy incómodo y comprensiblemente traumático para un recién nacido, e incluso oponerse a las creencias religiosas o éticas de los padres, por lo que, cuando sea posible, la exposición no invasiva al foco especial de luz sería mi primera opción. Sin embargo, si el niño no responde a la fototerapia se puede considerar la ictericia como un síntoma de una enfermedad más peligrosa. Los padres pueden, por supuesto, exponer con seguridad a sus hijos(as) a la luz del sol colocándolos desnudos o ligeramente vestidos cerca de una ventana soleada en un lugar cálido. Se debe tener cuidado para evitar que al bebé le de frío o que se queme con el sol al exponerse a la luz solar muy intensa.

Es esencial asegurarse de que la placenta nazca intacta, ya que una placenta retenida puede aumentar el riesgo de que la madre desarrolle una infección y fiebre. Aunque la placenta suele ser redonda, algunas placentas crecen con lóbulos adicionales, y es importante que el personal médico la examine para asegurarse de que no haya signos de rasgadura ni restos en el útero. Si la placenta se rompe o se desprende del cordón umbilical, es fundamental pinzarlo inmediatamente para evitar la posibilidad de que el bebé se desangre por esta vía. Es crucial que nadie intente apurar el nacimiento de la placenta tirando del cordón umbilical desde el exterior, ya que aumenta el riesgo de desgarro y retención de fragmentos de ésta. En algunas casos graves, se han reportado incidentes de prolapso uterino causado por personal médico que tira del cordón umbilical. El prolapso uterino es severo y pone en peligro la vida, requiere cirugía y puede ocasionar subsecuentes problemas de por vida relacionados con fertilidad y continencia, entre otras cosas.

Si la placenta no ha nacido dentro de la primera hora y el bebé ya comenzó a amamantar (lo que debería estimular las contracciones uterinas), entonces puede ser necesario considerar la intervención médica, como una inyección de oxitocina. Si se administra oxitocina a la madre u otras inyecciones de hormonas sintéticas, será necesario primero pinzar y cortar el cordón umbilical del bebé.

Los resultados de los estudios sobre el "drenaje del cordón umbilical" sugieren que las placentas menos llenas de sangre acortan la tercera etapa del parto y disminuyen la incidencia de placenta retenida y, por lo tanto, aumentan la probabilidad del nacimiento espontáneo de ésta. Esto significa que el pinzamiento tardío aumenta la probabilidad de que la madre de a luz a la placenta intacta sin intervenciones adicionales.

"Garantizar la integridad placentaria es de vital importancia en la sala de partos. El tejido placentario retenido se asocia frecuentemente con infección y hemorragia. Las membranas fetales deben examinarse en los bordes de la placenta. La prominencia de los vasos (grandes vasos) más allá de los bordes indica que un lóbulo placentario puede haber sido retenido (lóbulo accesorio). Es probable que se retenga toda o parte de la placenta (en la placenta accreta, placenta increta y placenta percreta) ... Una placenta con grosor reducido, es decir, menor que 2,5 cm generalmente se asocia con retraso del crecimiento intrauterino del feto. Cuando una placenta se vuelve más gruesa de lo normal, es decir, más de 4 cm de grosor, generalmente se asocia con hidropesía fetal, diabetes mellitus materna e infección fetal intrauterina (Fig 1.2).

Nacimiento Lotus o Parto Loto

La práctica del nacimiento Lotus es relativamente nueva, pero se ha vuelto bastante popular en círculos de paternidad más relajada. El nacimiento Lotus es donde los padres eligen mantener la placenta con el niño, y no cortar el cordón en absoluto, esperando que el cordón se seque y se despegue como lo haría natural y normalmente sin intervención dentro de la primera semana después del parto.

La placenta es esencialmente carne cruda y al dejarla sin congelar y sin refrigeración durante más de una semana, se descompone. Por lo tanto, los padres usan una variedad de técnicas tales como salar (para deshidratar) la placenta y cubrirla con hierbas frescas y aceites esenciales para evitar que huela mal o que atraiga insectos. Por lo general, la placenta se guarda en una pequeña palangana que se lleva con el niño(a), y los padres y quienes cuidan al bebé deben tener mucho cuidado para evitar cualquier presión que jale o tire el cordón durante este tiempo. El nacimiento Lotus se sustenta en la idea de que el delicado espíritu del bebé es sensible al corte del cordón umbilical (su cuerda de salvamento por 9 meses y la manifestación física de su conexión con este plano de existencia) y registra su ruptura como un trauma o violencia. Algunos consideran que este procedimiento es demasiado traumático para el recién nacido después de haber experimentado la extrema turbulencia de la transición del entorno intrauterino de la madre al mundo exterior donde debe respirar por sí mismo.

Si bien el nacimiento Lotus no es una práctica que tenga una precedencia histórica o cultural, algunas culturas indígenas reconocen que el alma (o cuerpo astral) está unida al cuerpo físico en el ombligo. No tengo experiencia personal con el método de nacimiento Lotus. Sin embargo, los padres que son fanáticos de esta práctica explican que pueden cuidar fácilmente a sus hijos(as) mientras están unidos a la placenta, los bañan con una esponja o toallita en lugar de sumergirlos en el agua, lo que re hidrata el cordón y prolonga su apego.

"... los chimpancés amamantan inmediatamente a sus bebés con el cordón umbilical y la placenta todavía unidos, lo que permite que el cordón umbilical se seque y se separe sin intervención, por lo general, un día después del nacimiento". [4]

"Dejar que la placenta caiga y se desprenda por sí misma, por lo general entre tres y siete días después del parto, conduce a la paz y la sabiduría". "Recibo". "Tengo todo lo que necesito". [1]

Tradiciones Ancestrales

Los navajos (o Denai, que es el nombre con el que se refieren a sí mismos) entierran el cordón umbilical de sus hijos(as) en el suelo para que, sin importar cuán lejos vayan en su viaje de vida, siempre vuelvan a casa.

"En muchas de las tribus de Plain, al recién nacido se le daba una pequeña bolsa adornada con cuentas que contenía los restos de su muñón del cordón umbilical. El niño usaría esto durante toda su vida, y muchos fueron enterrados con esta bolsita en su vejez. Se pensaba que este talismán conectaba a la tribu, la unidad familiar individual, y servía de protección. La gente de Pueblo enterraba el cordón umbilical en el piso de la casa (si era una niña) o en el campo de maíz (si era un niño). En el cuarto día después del nacimiento, el bebé era presentado al sol, el chamán le daba un nombre y le obsequiaba una mazorca de maíz (si era niña) o una punta de flecha de pedernal (si era niño)" [5]

En algunas culturas, los cordones umbilicales se secan y se usan como amuletos, y se los considera tan sagrados y poderosos que deben protegerse contra el robo, ya que se cree que quien tiene el cordón umbilical ejerce una influencia mágica sobre la persona y puede dominar su voluntad. Del mismo modo, los cordones umbilicales y el tejido de la placenta deshidratados a menudo se buscaban para lanzar maldiciones o hechizos de amor y juramentos (para contraer matrimonio). El cordón umbilical se considera el aspecto más sagrado que no solo une a la vida con la persona (que como podemos ver tiene el poder sobre la vida y la muerte), sino también al espíritu eterno que lo hará continuar después de que este cuerpo se haya ido.

Las parteras tradicionalmente ayudaron con las dedicaciones ceremoniales o la disposición de los cordones umbilicales y las placentas de los recién nacidos que ayudaron a parir en su comunidad. Tener acceso a partes tan importantes de la vida de tantas personas de la comunidad significó que la partera debía ser cuidadosamente elegida y extremadamente confiable.

En Europa, en la edad media, las parteras eran transportadas como objetos por esta misma razón. Se les consideraba como portadoras de un tremendo poder sobre la vida y la muerte e imbuidas de sabiduría sobre hierbas y ceremonias que eran capaces de causar grandes daños si elegían hacerlo.

No es de sorprender que las parteras fueran perseguidas como brujas por la iglesia, la cual las percibía como una amenaza a su posición de control e influencia en la comunidad. Los juicios de las brujas también coincidieron con el surgimiento de la medicina moderna. La alquimia (precursora de la química) y otras ciencias, comenzaron a decaer frente al avance de la iglesia, y muchos historiadores han destacado que nuestra comprensión de la biología humana tuvo un gran avance con la implementación extensiva de la tortura por parte de la Inquisición Católica.

Por supuesto, cualquier cosa que se pueda usar para dañar también se puede usar para sanar, y muchas parteras, herbolarios y curanderos usaron el tejido placentario y otros conocidos talismanes para realizar rituales de curación y crear hechizos de fertilidad con la bendición de su comunidad. El estatus que tales personas tenían en su comunidad era muy alto, y una amenaza latente para el total control de las iglesias sobre la mente de la población. Al controlar la salud de la población mediante el control de la industria médica, aumentó su influencia.

Células Madre

La sangre del cordón umbilical y la placenta contienen células madre. Éstas poseen el extraordinario potencial de desarrollar muchos otros tipos diferentes de células en el cuerpo. Al servir como un sistema de reparación para el organismo, teóricamente pueden dividirse sin limitaciones para reemplazar otras células si la persona o animal aún están con vida. Cuando una célula madre se divide, cada célula nueva tiene la capacidad de seguir siendo una célula madre o transformarse en otro tipo de célula con una función más específica, como células musculares, glóbulos rojos o neuronas. Las células madres son muy valoradas para las investigaciones médicas y para el tratamiento de varios tipos de cáncer y además pueden usarse en el tratamiento del Parkinson, Alzheimer, diabetes y muchas otras enfermedades debilitantes, potencialmente fatales y otras enfermedades degenerativas.

La leucemia, el linfoma y mieloma son tres enfermedades tratadas comúnmente con células madres (además, se ha descubierto una sustancia supresora del cáncer llamada "Metastina" en el tejido de la placenta), y también se utilizan para el tratamiento de desórdenes sanguíneos, desórdenes metabólicos congénitos e inmunodeficiencias.

Bancos de Sangre de Cordón Umbilical

Los bancos de sangre de cordón umbilical son un fenómeno relativamente nuevo, que se ha desarrollado para ofrecer a los padres la oportunidad de recolectar células madres de la sangre umbilical de sus hijos y almacenarla para usarla en el futuro, como un potencial respaldo médico para sus hijos u otros familiares compatibles genéticamente, como puede ser un hermano.

La sangre de cordón puede ser donada sin costo en Estados Unidos. Sin embargo, los bancos de sangre umbilical privados (almacenados explícitamente para el bebé o los miembros de su familia), a menudo exigen una tarifa y una cuota de mantención para el almacenamiento de las células madre.

Mientras la aplicación médica de células madre es potencialmente infinita, la investigación de las mismas está en pañales, y no existen garantías sobre cuando los tratamientos estarán disponibles para las enfermedades especificas. Una de las mayores desventajas de los bancos de células madres es el hecho de que el cordón con pinzamiento tardío y los bancos para sangre de cordón son por lo general, mutuamente excluyentes.

Su hijo(a) recibe la transfusión placentaria al momento del parto, recibiendo el beneficio inmediatamente al momento del nacimiento, o recolectan la sangre y la almacenan para un potencial (hipotético) uso en el futuro.

La placenta es en sí misma una fuente abundante de células madre. Tradicionalmente se han extraído células madre de los cordones umbilicales de recién nacidos, médula ósea de niños o adultos o fetos abortados o embriones de probeta descartados, aunque se están realizando investigaciones para desarrollar técnicas que permitan extraer células madre de la sangre menstrual y la placenta.

"...la sangre del cordón umbilical contiene solo un pequeño número de células madre y la extracción de la médula ósea requiere una aguja dolorosa y una compatibilidad muy estrecha entre el donante y el receptor para evitar el rechazo. Además, el uso de embriones y tejido fetal como fuentes de células madre es extremadamente polémico" [6].

"El tema de la donación de tejido fetal ha salido a la luz en medio de una serie de videos publicados por Center for Medical Progress, un grupo anti aborto que acusó a Planned Parenthood de vender tejido fetal con fines de lucro y de alterar la forma en que realiza abortos con el fin de reunir especímenes más intactos. " [7].

"Los hospitales solían vender placentas a granel a compañías farmacéuticas y cosméticas, y durante un tiempo, los médicos en las salas de quemados usaban las membranas para cubrir grandes áreas quemadas en sus pacientes. Pero en algún momento de los años ochenta, las preocupaciones sobre la posible transmisión del virus del SIDA y otros contaminantes, puso en gran parte, fin a estas prácticas". [2]

"... en la década de los setenta, Cuba exportó 40 toneladas de placentas humanas a un laboratorio francés después de descubrir que podía usarse para tratar con éxito el vitiligo, una condición que hace que la piel pierda pigmento" [8]

Salud y Belleza

Además de usarse para la investigación médica, la placenta también se usa para otros fines.

Las placentas humanas y animales y los extractos de placenta se utilizan actualmente en muchos cosméticos, productos farmacéuticos y productos de belleza, incluyendo la venta de cosméticos como cremas anti envejecimiento, tratamientos faciales, acondicionadores para el cabello y productos y tónicos alimenticios.

Se rumoreaba que Cleopatra y María Antonieta usaban placentas para sus tratamientos de belleza. Durante los juicios por brujería realizados en Europa y la época colonial, hubo una gran cantidad de rumores y acusaciones que relacionaban a las mujeres (brujas) con el consumo y el uso externo de placentas. Dado que la mayoría de las brujas o mujeres sabias de la época también eran parteras, tenían más probabilidades de acceder a la placenta que el resto de las personas y pueden haber tenido más conocimiento de sus cualidades regenerativas.

Algunas parteras en países en desarrollo recomiendan aplicar la placenta a la vagina poco después del parto para acelerar la cicatrización de cualquier rasgadura o las heridas de una episiotomía, y en más de una ocasión las placentas se han aplicado como cataplasmas para acelerar la curación y estimular el crecimiento saludable del tejido después de la cirugía.

"Los equipos de búsqueda y rescate también utilizan placentas humanas para entrenar a sus perros en la detección de restos humanos". [7]

Los restos de placentas humanas abandonadas en los hospitales a menudo son eliminadas e incineradas junto con otros "desechos médicos" como basura. Esto parece un desperdicio de un recurso valioso teniendo en cuenta que según **Placenta Power: For Health and Beauty A useful guide for those seeking placenta-based remedies Kentaro Yoshida, Director of the Yoshida Clinic**, las principales funciones médicas de la placenta, o extracto de placenta son un tratamiento para: *la Función Reguladora del Sistema Nervioso (específicamente el sistema nervioso autónomo), la Función Reguladora del Sistema Endocrino (Hormonal), la Función del Sistema Inmunológico (aumenta la resistencia a las enfermedades), la Función del Metabolismo Basal (energiza el metabolismo, activa células, vasos sanguíneos y órganos) , la Función Activa de Eliminación de Oxígeno (evita la oxidación),la Función Antiinflamatoria, la Función de Reparación Tisular, la Función tranquilizante .... También se ha demostrado que tiene varias otras funciones como las que se mencionan a continuación; Función anti-toxina (fortalece el hígado), Función de promoción de la lactancia, Función antialérgica, Función de reconstitución, Función de circulación, Función de producción de sangre, Función antimutágenica (suprime mutaciones), Función reguladora de la presión arterial, Función de recuperación de la fatiga, Función de promoción del apetito...*

La placenta puede tratar las siguientes condiciones:
Ginecología: trastornos de la menopausia, dolor menstrual, menstruación irregular, insuficiencia de la lactancia y niveles elevados de prolactina, etc.
Medicina interna: hepatitis, cirrosis del hígado, pancreatitis crónica, diabetes, gastritis crónica, dispepsia, úlceras gástricas, úlcera duodenal, colitis ulcerativa, asma bronquial, bronquitis crónica, presión arterial alta, presión arterial baja, estreñimiento habitual y enfermedad del colágeno, etc.
Cirugía: artritis reumatoide crónica, osteoartritis, artritis, neuralgia, lumbago y rigidez en los hombros, etc.
Dermatología: afecciones atópicas de la piel, psoriasis, olor corporal, eczema, piel agrietada, manchas y pecas, etc.
Psiquiatría: ataxia autonómica e insomnio.
Urología: agrandamiento de próstata, cistitis y hemorroides, etc.

Oftalmología: cataratas, conjuntivitis alérgica y pérdida de visión, etc.

Oído, nariz y garganta: rinitis alérgica, enfermedad de Meniere y fiebre del heno, etc. Odontología: piorrea, y enfermedades de las encías, etc.

Otros: fatiga, escalofríos, constitución débil, recuperación de la fuerza durante y después de una enfermedad, musculatura y fortaleza de la mente, etc. "9.

Honrar la Placenta

Hay una conexión espiritual profunda y sagrada entre cada niño(a) y su placenta. La mayoría de las culturas indígenas reconocen esto de una forma u otra a través de una ceremonia que reconoce a la placenta y el servicio que le ha brindado al niño.

La ceremonia más común, que se realiza en varias culturas en todo el mundo, es el entierro de la placenta en un lugar sagrado, frecuentemente se hace como un regalo u ofrenda a la Madre Tierra y espíritus benéficos con una conmemoración, y el lugar del entierro se marca plantando un árbol o planta especial. El extraordinario valor nutricional dentro de la placenta proporciona un gran recurso para la planta en crecimiento, y muchos seguidores Espirituales occidentales o de la Nueva Era han adoptado esta ceremonia de plantación de árboles frutales para conmemorar el entierro de la placenta.

Ciertas supersticiones rodean a estos árboles, ya que se dice que una conexión espiritual sagrada une al niño(a) y al árbol que fue alimentado por su placenta. Que su salud se vincula a la salud del pequeño(a), que la tala del árbol puede matarlo(a), y por esta razón, debe ser protegido y cuidado como si fuera el niño(a). En algunas culturas, la ubicación del árbol se mantiene en secreto para proteger al infante de daños maliciosos. En otras, el árbol se planta cerca del hogar de la familia, donde lo puedan ver a diario y donde el niño(a) puede mantener una relación con él a medida que crece. Dentro de estas culturas, mudarse o vender su hogar sería naturalmente impensable, ya que la tierra se ha vuelto sagrada.

En Jamaica, los mismos niños(as) están a cargo del cuidado del árbol. Su propio vínculo espiritual con su supervivencia asegura su dedicación y le enseña al pequeño(a) la responsabilidad y relación interdependiente que todas las personas tienen con las plantas y los árboles en el medio ambiente. En una escala mayor, vale la pena observar que los árboles realmente proporcionan el oxígeno y el alimento del que dependemos en nuestro entorno y, por lo tanto, su supervivencia está íntimamente ligada a la nuestra.

Los hospitales deben devolver las placentas a los padres después de que hayan sido examinadas, siempre que los padres lo requieran por escrito.

Consumo de la Placenta

En otras culturas consumen la placenta, como una manera de darle honor a ésta. La puede consumir la madre para restaurar sus nutrientes y energías vitales. O menos común es que quemen la placenta en una ceremonia con hierbas especiales y con las cenizas se alimentan todos los miembros de la familia o comunidad del recién nacido(a), enfatizando el acuerdo compartido en la responsabilidad de cuidar a ese niño(a), como parte de sí mismos.

La mayoría de los mamíferos, de hecho, consumen la placenta poco después del parto (incluidos los herbívoros, como las vacas), y es una anomalía que los humanos como especie no hagan lo mismo. Sin embargo, la tendencia puede estar cambiando en ese sentido.

La medicina tradicional china ha utilizado la placenta humana deshidratada en el tratamiento de numerosas afecciones médicas durante siglos. Las mujeres modernas están comenzando a considerar los potenciales beneficios para la salud de la placentofagia, por lo que se ha vuelto cada vez más popular la encapsulación de la misma. Incluso hay libros de recetas de placenta disponibles que sugieren mezclarla deshidratada en chocolates caseros y agregarla cruda a los batidos de frutas.

Si bien la idea de consumir la placenta de otra persona parece peligrosa y poco ética, consumir el tejido placentario que una madre genera por sí misma, puede proporcionar algunas ventajas.

Después de dar a luz, el volumen de sangre de la mujer disminuye drásticamente, y no es raro que sufra de anemia y niveles bajos de energía a medida que se agotan sus reservas de hierro y otros nutrientes vitales.

La placenta es una fuente rica en hierro fácilmente digerible y otros minerales como *"calcio, sodio, potasio, fósforo, magnesio y zinc", así como vitaminas "B₁, B₂, B₆, B₁₂, C, D, E, y niacina... Hay antecedentes de su uso medicinal desde hace más de 2000 años. Fue utilizada como elixir de la eterna juventud durante la Dinastía Qing en China (259 a.C a 210 a.C). "*⁹.

Aunque muchos factores pueden contribuir a la depresión posparto, se ha mencionado que el consumo de la placenta y la combinación exclusiva de hormonas naturales y nutrientes (que coinciden específicamente y genéticamente con la madre) que ésta proporciona, es un tratamiento beneficioso. Una nutrición adecuada siempre es un factor importante en la conservación de la salud física, mental, emocional y espiritual de la persona, y se sabe que las deficiencias de nutrientes son la causa de estados de ánimo deprimidos y estados mentales desequilibrados.

Es ampliamente conocido que la placenta eleva el estado de ánimo, restablece el equilibrio hormonal, promueve la lactancia y aumenta los niveles de energía.

El polvo de placenta deshidratada (generalmente administrado en forma de cápsulas) y las inyecciones de extracto de placenta (ahora disponible legalmente en Japón) se han utilizado en la medicina tradicional china para el tratamiento de diversas afecciones que incluyen: menopausia, infertilidad, impotencia, úlceras, psoriasis, eccema, artritis, enfermedades debilitantes, fibroides uterinos, endometriosis, mastitis, hepatitis, alergias, insuficiencia de ácido láctico y una lista asombrosa de otras enfermedades.

La placenta se puede consumir cruda. Algunas personas recomiendan congelarla en trozos, agregarla a frutas frescas y leche de frutos secos y mezclarla en un batido diario o cocinarla y comerla como lo haría con un bistec.

La encapsulación de placenta es bien conocida, y generalmente puede encontrar a alguien que le brinde este servicio, o incluso puede hacerlo usted misma en casa. Todo lo que realmente necesita es un lugar para cocinarla, un deshidratador y cápsulas vacías. Con cada placenta se puede obtener entre 100-125 cápsulas. Se recomienda mantener las cápsulas en el congelador y consumir de 2 a 3 por día (o tantas como considere necesarias) hasta que se acaben o no quiera consumir más. Algunas mujeres incluso almacenan las cápsulas a largo plazo, cuando experimentan el inicio de la menopausia y tienen la intención de utilizarlas como una alternativa a la terapia de reemplazo hormonal que les facilite el proceso gradualmente.

Por supuesto, a menos que tenga docenas de hijos, el suministro se agotaría rápidamente, para lo cual se ofrecen las placentas animales y las inyecciones de extracto de placenta humana como alternativa. También se sabe que las cápsulas de placenta son útiles en el tratamiento de los malestares menstruales. Una vez que regresan los ciclos normales, algunas mujeres prefieren guardar sus cápsulas para eventos futuros si tienen un historial de períodos dolorosos.

La encapsulación tradicional de la placenta sigue el método de la medicina tradicional china, que consiste en cocinar la placenta antes de la deshidratación, aunque algunos amantes de las comidas crudas defienden la deshidratación de la placenta cruda para su encapsulación. Argumentan que muchos de los nutrientes y las hormonas se degradan a través del proceso de cocción y que el calor destruye las enzimas.

Siempre que la carne se seca para su consumo sin antes cocinarla ni ahumarla, como es el caso del charqui, se cubre con mucha sal (a veces nitrato), hierbas, especias y otros ingredientes para evitar la colonización bacteriana y mantenerla apta para el consumo. Si encapsulas tu placenta cruda, tendría una vida útil muy corta (posiblemente se podría prolongar si se almacena congelada) o tendría que ser adulterada con otras sustancias, como altos niveles de sal (un conservante natural), pimienta de cayena y otros antiparasitarios. No es una buena idea consumir altos niveles de sal diariamente, y debería considerar el efecto que cualquiera de los otros ingredientes podría tener en su cuerpo antes de auto medicarse con ellos.

Otro posible uso de la placenta es hacer una tintura con alcohol de alto grado (como el vodka 40° o más). Un trozo pequeño de placenta se sumerge en alcohol y se deja curar durante al menos 6 semanas, luego se filtra el alcohol y la preparación macerada resultante se conoce como tintura madre. A partir de esta tintura madre, es posible hacer una tintura que esté lista para el consumo diluyendo aproximadamente 30 gotas de la tintura madre en un frasco de 30 ml con la mitad de agua y la otra mitad de alcohol. Así se produce una mayor concentración del medicamento que la encapsulación, y la tintura puede durar años. No tengo información sobre la efectividad de esta forma de tratamiento, sin embargo, como solo requiere un pequeño trozo de placenta, es posible que desee probarla además de la encapsulación para cuando las cápsulas se agoten y así comparar la diferencia.

También podría convertir su placenta en una variedad de cremas, ungüentos y productos de belleza, o aplicarla directamente en su rostro como crema facial en lugar de invertir grandes sumas de dinero en máscaras profesionales que contienen células madre de placenta de oveja que, que según se dice, rejuvenecen, mejorar el tono de la piel y aumentar el colágeno.

Es posible que tenga que pelear su derecho para quedarse con su placenta si tiene un parto en el hospital. En algunos casos, los médicos optarán por enviar la placenta a exámenes patológicos, y esto puede ser necesario si se detecta meconio durante el trabajo de parto. Sin embargo, generalmente solo se requiere una pequeña porción de la placenta (no más grande que el tamaño de un huevo como máximo), y usted se puede llevar el resto de la placenta a casa si desea usarla para encapsularla, etc. Si tiene la intención de honrar la placenta a través de una ceremonia, puede ser contradictorio con sus creencias permitir que le quiten una porción. Si su intención es consumir la placenta, asegúrese de que no se le inyectó formaldehido o cualquier otra toxina peligrosa.

Honrar la placenta se ha convertido en una práctica común en los últimos años, y los artistas han ideado muchas formas creativas para preservar la placenta y el cordón umbilical como recuerdos místicos y talismanes. Un ejemplo de esto es el tambor de placenta hecho de la membrana que la cubre. Otro es un atrapa sueños, donde el anillo exterior está hecho del cordón umbilical seco en forma de aro o círculo.

Conclusión

La humilde placenta ha sido gravemente ignorada y subestimada durante demasiado tiempo. Es hora de que consideremos seriamente cuidar mejor a estos guardianes carnosos y solicitar quedárnosla. Ya sea que elija usarla como medicamento, tratamiento de belleza, suplemento alimenticio o fertilizante para su jardín, o si tiene la intención de encontrar su propia manera de honrar al "alma gemela" de su hijo(a), sin duda puede encontrarle un mejor hogar que mandarlo junto a los desechos médicos. Por todo lo que la placenta hace por nosotros y nuestros(as) hijos(as), sanando, protegiendo y nutriendo sus jóvenes vidas, merece nuestra gratitud y respeto. Espero que le dé un buen uso.

Bendiciones

Bibliografía

1. Padma Aon Prakasha, Anaiya Aon Prakasha, Womb Wisdom: Awakening the Creative and Forgotten Powers of the Feminine.

2. Peggy Vincent, RN, CNM., Midwife: A Calling (Memoirs of an Urban Midwife) (Volume 1)

3. Susan Weed, Wise Woman Herbal for the Childbearing Years.

4. Sally Fallon Morell, Thomas S. Cowan, The nourishing traditions book of baby and child care.

5. http://wonderfullymadebelliesandbaby's.blogspot.cl/2010/11/sacred-journey.html, Bellies and Baby's; A Sacred Journey by Nicole D

6. Sitio web de The Royal Women's Hospital, Placental stem cells.

7. Usos alternativos de la placenta, de Wikipedia, enciclopedia gratis.

8. Cornelia Enning, Autora; Cheryl K. Smith, Editora. 2007. Motherbaby Press. Placenta: The Gift of Life.

9. A useful guide for those seeking placenta-based remedies Kentaro Yoshida, Director of the Yoshida Clinic, Placenta Power: For Health and Beauty.

Acerca de la Autora

La Sra. Jemmais Keval-Baxter vive en Chile con su familia. Es una preparadora para partos naturales, Doula, entrenadora de doulas, escritora, consultora de permacultura y fundadora del método de Nacimiento Ho'oponopono, educación para el parto.
Para más información sobre sus libros y sus talleres, diríjase a su sitio web www.hooponoponodoula.com

Agradecimientos

Edición: Christa Gegharty
Traducción: Guicela Arce

www.ingramcontent.com/pod-product-compliance
Lightning Source LLC
Chambersburg PA
CBHW060704280326
41933CB00012B/2297